AF503318

CONTRIBUTION A L'ÉTUDE

DU TÉTANOS

DE L'ÉTAT ACTUEL DE NOS CONNAISSANCES

SUR LES CAUSES DU TÉTANOS

PAR

Eugène-Lucien VINSON

DOCTEUR EN MÉDECINE DE LA FACULTÉ DE PARIS
ANCIEN EXTERNE DES HÔPITAUX DE PARIS
LAURÉAT DE L'ASSISTANCE PUBLIQUE
(MÉDAILLE DE BRONZE)

525

PARIS
OLLIER-HENRY, LIBRAIRE-ÉDITEUR
11, 13, RUE DE L'ÉCOLE-DE-MÉDECINE, 11, 13

1889

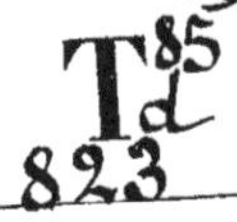
Td 85
823

CONTRIBUTION A L'ÉTUDE

DU TÉTANOS

DE L'ÉTAT ACTUEL DE NOS CONNAISSANCES

SUR LES CAUSES DU TÉTANOS

PAR

Eugène-Lucien VINSON

DOCTEUR EN MÉDECINE DE LA FACULTÉ DE PARIS
ANCIEN EXTERNE DES HÔPITAUX DE PARIS
LAURÉAT DE L'ASSISTANCE PUBLIQUE
(MÉDAILLE DE BRONZE)

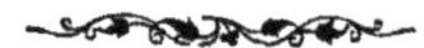

PARIS
OLLIER-HENRY, LIBRAIRE-ÉDITEUR
11, 13, RUE DE L'ÉCOLE-DE-MÉDECINE, 11, 13

1889

Td 85
823

A MON PÈRE ET PREMIER MAITRE

LE DOCTEUR EUGÈNE VINSON

A MON EXCELLENT ET ILLUSTRE MAITRE

M. LE PROFESSEUR BROWN-SÉQUARD

Membre de l'Institut
etc.

A M. LE DOCTEUR LABORDE

Chef des travaux pratiques de Physiologie
A la Faculté de médecine
etc.

A MON PRÉSIDENT DE THÈSE ET SAVANT MAITRE

M. LE PROFESSEUR GUYON

Membre de l'Académie de médecine
Chirurgien de l'hôpital Necker
Professeur à la Faculté de médecine
etc.

A MES MAITRES DANS LES HÔPITAUX

M. LE DOCTEUR DESCROIZILLES

Médecin en chef de l'hôpital des Enfants-Malades
(Externat 1885)

M. LE DOCTEUR POLAILLON

Professeur agrégé
Chirurgien de l'hôpital de la Pitié, etc.
(Externat 1886)

M. LE PROFESSEUR POTAIN

Médecin en chef de l'hôpital de la Charité
(Externat 1887)

M. LE DOCTEUR BUDIN

Professeur agrégé, etc.
(Charité-Accouchements, 1888-1889)

MEIS ET AMICIS

Témoignage de reconnaissance

CONTRIBUTION A L'ÉTUDE

DU TÉTANOS

De l'état actuel
de nos connaissances sur les causes du tétanos

« Nulla autem est alia pro certo noscendivia, nis quam plurimas et morborum et dissectionum historias, tum aliorum tum proprias collectas habere et inter se comparare ».

MORGAGNY. *De sed. et caus. morb. lib IV, prooemium.*

INTRODUCTION

Avant même de commencer nos études médicales, il nous a été donné d'observer un nombre relativement considérable de cas de tétanos, maladie particulièrement fréquente aux colonies dont nous sommes natif. Nous en avons été si vivement impressionné, que nous nous sommes promis d'étudier cette redoutable affection aux causes encore mystérieuses, et dont les manifestations terribles sont si fréquemment mortelles.

Nous n'ignorons pas combien est délicate et difficile la matière que nous allons essayer d'approfondir ici : le peu de certitude de nos connaissances actuelles, la diversité des opinions émises par les auteurs, le développement que comporte un pareil sujet, certaines contradictions qu'on peut encore relever entre les nombreuses observations qui ont été faites jusqu'ici, tout nous semblait de nature à rendre notre tâche presque impossible ; et nous y aurions volontiers renoncé si nous ne nous étions senti encouragé par notre illustre et savant maître, le professeur Brown-Séquard, et aidé des excellents conseils de M. Laborde, chef des travaux pratiques de physiologie à la faculté de médecine de Paris.

Nous leur adressons avec reconnaissance nos remerciements les plus sincères.

A nos juges, nous leur demandons toute leur indulgence, persuadé qu'ils voudront bien faire la part de notre inexpérience, et nous tenir compte de notre bonne volonté et de nos efforts.

La symptomatologie du tétanos a été faite et fort bien faite dès une époque déjà reculée de l'histoire de la médecine. Si l'examen nécroscopique ne nous révèle aujourd'hui comme auparavant que des lésions inconstantes de la moelle et du système nerveux périphérique, la bactériologie, du moins, est venue mettre en lumière l'action certaine d'un agent infectieux. Mais il nous semble que le courant des études s'est tellement porté de ce côté que l'on est en danger d'oublier le rôle important qu'une irritation périphérique peut quelquefois jouer comme cause productrice.

Dans cette étude, nous ne ferons pas de distinction entre le tétanos traumatique et le tétanos spontané, les deux genres étant soumis aux mêmes causes productives. Le grand point qui les sépare est la présence ou l'absence d'une plaie. Si nous admettons une origine microbienne, la distinction ne devrait plus exister, puisqu'il est reçu que la pénétration des microbes dans l'organisme peut se faire par les voies naturelles, et, avec la théorie nerveuse, il nous sera facile de trouver le point de départ de l'action réflexe dans des conditions mécaniques ou physiques, même s'il n'y a pas solution de continuité.

Le but que nous nous sommes proposé, est de rechercher les causes du tétanos, car c'est d'elles que l'on devra déduire la pathogénie, la prophylaxie et le traitement.

Nous allons étudier successivement :

Chapitre I. — La théorie microbienne. Nous exposerons dans ce chapitre l'histoire du microbe, depuis sa découverte jusqu'au moment actuel. Nous étudierons particulièrement l'habitat de ce microbe, et nous discuterons l'origine tellurique et l'origine équine.

Chapitre II. — La théorie nerveuse. Nous examinerons séparément :

1° Les cas de tétanos avec lésion de surface qui peuvent être rattachés à une origine purement réflexe ;

2° Les cas dans lesquels il n'y a pas de solution de continuité. et qu'il est impossible de rattacher à aucun contage.

Chapitre III. — Tétanos expérimental. Nous tâcherons dans ce chapitre de rapprocher du tétanos certaines maladies qui ont une double origine.

Chapitre IV. — Prédisposition. Enfin dans ce dernier chapitre nous ferons nos efforts pour exposer le rôle de la prédisposition dans le tétanos.

CHAPITRE PREMIER

TÉTANOS D'ORIGINE MICROBIENNE.

Nous pouvons faire remonter l'origine de cette théorie à Dufouart, qui en 1801 attribuait à la rétention du pus et à l'action des aponévroses, plutôt qu'à l'inflammation des nerfs, les accidents du tétanos. Larrey qui inaugure la période moderne, était d'avis que la rétention et la répercussion de la sécrétion purulente de la plaie, de même que la transpiration cutanée, sont les premiers effets des refroidissements qui précèdent le tétanos.

Mais ce furent surtout Roser, Simpson (d'Édimbourg) 1854, Richardson, Benjamin Travers fils (en Angleterre) 1855 (2) Billroth, Arloing et Tripier, qui les premiers émirent l'opinion que la maladie pouvait provenir d'un poison développé dans la plaie par la décomposition. Coats (3) (de Glascow), démontre par des recherches, que les changements qu'il avait observés dans la moelle étaient causés par une substance morbide, laquelle circulant dans le sang, agirait primitivement sur les vaisseaux sanguins eux-mêmes, puis arriverait au contact de la substance grise de la moelle et l'influencerait de la même façon que la

1. *Medico chir. transactions*. vol. LXI.
2. Billroth *Élém. path. chir. gen. trad.* Culman et Snigel, 1868.
3. Edimbourg. *Monthly journ. of. med.*, 1870.

strychnine ou la Crucine, poisons excitateurs réflexes par excellence.

Vulpian, en 1866, inclinait aussi vers cette théorie humorale, malgré le résultat négatif de ses examens microscopiques. En 1870, M. Després, tout en niant la contagion, voyait l'origine du tétanos dans une espèce de putridité des plaies contuses et dans une résorption.

Puis viennent les expériences qui nous ont conduits à la découverte du bacille, et qui commencent avec Rose en 1868, et Arloing et Tripier, 1869-1870 (1). Mais à cette époque leurs inoculations, ainsi que celles faites par M. Nocard (2) restèrent stériles. Carle et Rattone (3) en 1883 réussirent pour la première fois à reproduire le tétanos par inoculation, ils trouvèrent la substance infectieuse riche en micro-organismes de formes variées, micrococci et bacilles, mais ils ne décrirent aucune forme spécifique.

Brower et Curtis (4) en 1882 avaient bien signalé une sphœro-bactérie, qu'ils auraient trouvée dans le sang des tétaniques, mais la découverte du véritable bacille doit être attribuée à Nicolaïer (5), qui en 1884 en fit la description, le cultiva, réussit à l'inoculer, mais ne put parvenir à l'isoler. Ce bacille qu'il trouva d'une façon constante et prédominante parmi d'autres formes de micrococques, est un bacille anaérobie, facilement colorable par

1. Arloing et Tripier. *C. r. Soc. Biologie*, 1869. *Arch. physiol.*, 1870.
2. Nocard, *Arch. Vétérin.*, 1882.
3. Giornale *de la revista di Acad. di méd. di Torino*, 1884.
4. *Chicago, méd.* Journ. 1882.
5. *Deutsche, med. Wochenschrift*, dec. 25, 1884.

la fuschine, affectant la forme d'un fin bâtonnet linéaire, dont une extrémité présente un petit renflement qui se colore, bien et plus tard une spore qui se colore avec peine. Rosenbach (1) confirme les vues de Nicolaïer et avec la plupart des observateurs retrouve ce microbe, qu'il dénomme *Bacillus tetani traumatici*, et qui aujourd'hui est regardé comme le microbe spécifique.

L'identité de ce bacille fut pendant longtemps très discutée; Ferrari (2) (de Parme) donna la description d'un autre micro-organisme différent de celui-ci, un staphylococcus, dont les inoculations reproduisaient le tétanos. Lampiasi (3) (de Trapani) de son côté fait des cultures qui lui montrent des microbes se présentant sous diverses formes suivant le milieu et les phases de leur développement; ses inoculations réussissent dans la majorité des cas. M. Doyen (4) (de Reims), ne trouvant dans ses cultures et ses coupes que des microbes communs aux septicémies chirurgicales, se refuse de croire à la spécificité du microbe de Nicolaïer ; puisqu'il n'avait pas été obtenu en cultures pures, les animaux en expérience, auraient d'après lui, succombé à l'action simultanée de plusieurs microbes, et non au tétanos.

Pour bien des auteurs encore, le microbe du tétanos ne pourrait agir qu'avec l'aide d'autres microbes, comme le reconnaissait Rosenbach dès l'abord, et pour secréter

1. *Langenbeck's, archiv. fur Klin. chir.* Bd. XXXIV.
2. *Semaine médicale*, avril 13, 1887.
3. *Congrès de chir. de Naples*, 1888. *Bull. médic.*, J. 440.
4. *Cong. fr. de chir.*, 2e section, 1886, Paris.

la substance chimique qui agit sur les centres nerveux et donne les contractures, il aurait besoin de trouver un terrain préparé par la vie d'autres microbes. Peut-être même, d'après eux le tétanos n'est-il que la résultante de la virulence de plusieurs micro-organismes (1). Ce fait serait d'un intérêt clinique considérable, si nous considérons que le tétanos traumatique se montre de préférence dans les plaies septiques au sein desquelles les phénomènes de la putréfaction sont actifs.

Cette divergence dans les opinions, ainsi que les recherches et inoculations demeurées infructueuses, pouvaient laisser subsister des doutes sur l'identité du microbe. Il était nécessaire pour que l'accord fut parfait, que l'on put isoler le bacille, et avec des cultures pures reproduire la maladie par des inoculations successives. Cette grande question a été résolue par les récentes découvertes de M. Chantemesse (2) et de M. Kitasato (3) (de Tokio). Cependant il reste un point qui a besoin d'être élucidé et sur lequel ces deux expérimentateurs n'ont pas obtenu le même résultat. M. Kitasato a pu reproduire le tétanos, tandis que M. Chantemesse a vu ses cultures demeurer inoffensives ; peut-être n'y a-t-il là qu'une question de technique. Par la culture dans leurs milieux artificiels, ou par les manœuvres que nécessite l'isolement du germe à l'air libre ou dans le vide, la virulence du bacille de Nicolaïer aurait disparu. Ce microbe a conservé sa faculté

1. Chantemesse et Widal. *Bulletin médical*, n° 74. 1889.
2. *Bull. médical*, id.
3. 18e Congr. de la Soc. Allemande. *Gaz. heb.*, 1889.

de germination, mais il a perdu sa fonction virulente (1).

Le siége du virus infectieux est aussi un point important, au sujet duquel il existe une foule de contradictions, et que nous allons étudier.

D'un côté, on voit que l'inoculation du sang a donné des résultats positifs à Ferrari et à Hochsinger, et des résultats négatifs à MM. Arloing et Tripier et à la plupart des expérimentateurs.

MM. Nocard (2), Polaillon (3), Launegrau et Forgues, Kirmisson, Jeannel et Laulanié, etc., ne réussissent pas à inoculer la maladie au moyen de la moelle et des nerfs, tandis que Ballance et Lingard, Shakespeare, Carle et Rattone (4), Di Vesta (de Naples (5) voient leurs essais couronnés de succès.

Carle et Rattone avaient employé dans leur expérience première, une injection de substances retirées d'une pustule d'acné, que l'on avait considérée comme la lésion première qui avait occasionné le tétanos mortel chez un malade.

Nicolaïer, Rosenbach, Nocard, etc., sont d'avis que le bacille se trouve cantonné à la plaie, et qu'il ne s'étend jamais au sang, ni au système nerveux. Les inoculations qu'ils firent avec des substances retirées du voisinage de la plaie ou du point d'inoculation reproduisirent la maladie.

1. Chantemesse et Widal. *Bull. médical,* n° 74 *cit.*
2. Arch. vétérin , 1882.
3. Bul. et Mém. *Soc. chir.*, p. 715; Paris, 1887.
4. *Giornale della revista di Acad. di med. di Tomio*, 1884.
5. *Sem. médicale*, 1887, p. 396.

Cette opinion est celle qui aujourd'hui réunit la majorité des suffrages, on s'accorde à admettre que le microbe se développe sur place dans la plaie, et qu'on ne le retrouve ni dans les centres nerveux, ni dans les muscles, ni dans aucun système.

Néanmoins quelle que soit la source du virus infectieux, les expérimentateurs sont loin de s'accorder sur la façon de le transmettre. Si l'injection hypodermique est efficace entre les mains de Nicolaïer, de Nocard, de Rosenbach, de Giordano, etc., Ballance et Lingard, Shakespeare échouent dans leurs essais à communiquer la maladie de cette façon, mais réussissent dans leurs inoculations sous la dure-mère, suivant la méthode de M. Pasteur.

De ces faits nous pouvons conclure que le tétanos est inoculable; quant à la nature du virus, les deux théories de doctrine se retrouvent en présence : le microbe agit-il par lui-même ou par un produit de sécrétion. On est tenté d'admettre que le microbe agit par lui-même, localement en irritant les extrémités nerveuses périphériques, et ne pénètre pas dans l'organisme, puisque la plupart des auteurs ne l'ont retrouvé que dans la plaie, et n'ont pu reproduire la maladie qu'à l'aide de substances retirées de cette plaie. Mais que penser des recherches de Ferrari qui a vu le *micro-organisme dans le sang et le liquide* céphalo-rachidien et qui a eu des résultats positifs de transmission, d'Hochsinger qui l'a retrouvé dans une culture du sang retiré de la veine céphalique; ces données ne pourraient-elles nous faire supposer que la pénétration par absorption est aussi possible.

Quant à la deuxième hypothèse, elle est soutenue par MM. Nocard, Rosenbach, et par bien d'autres, et cette théorie gagne du terrain. Car l'on sait aujourd'hui, depuis les expériences de MM. Bouchard et Charrin que l'action pathogène des microbes est due, bien moins à leur pullulation dans les organes, qu'à l'absorption des matières virulentes qui se développent dans les milieux morts ou vivants où ces microbes se cultivent. Les découvertes de Brieger (1) viennent aussi leur apporter leur appui. Mais les composés, tels que, la tétanine, produisant le tétanos véritable, la tétanotoxine, moins violent et moins foudroyant que le premier, la spasmotoxine faisant périr les animaux avec les convulsions toniques et clowniques très violentes ; la putrescine, la cadavérine, etc., qu'il a isolés d'une culture de Rosenbach, demandent à être contrôlés par de nouvelles expériences.

Cette théorie est d'accord avec les idées émises par Coats (de Glascow) que nous avons déjà citées, Rosenbach (2) de son côté avait dit, dès le début, que peut-être le bacille produit dans l'organisme une substance qui ressemble à la strychnine, et comme dans cette hypothèse chaque bacille est une source minime, mais constante de strychnine, le poison produirait d'abord le tonus local, et ce n'est que plus tard, quand il a pénétré dans tout l'organisme, que les symptômes généraux se manifesteraient. Rosenbach semble ainsi concilier les deux théories, le bacille agissant d'abord par lui-même, puis dans une deuxième phase, par absorption de ses produits toxiques.

1. Brieger. *S. Méd.* 1887, et *Deutsche Méd. Woch.*, 1887, n° 15.

2. In Colin. thèse 1888, *nat. infect. du tét.*, Paris.

Mais au fond, dans l'un ou l'autre cas, son mode d'action est le même : il s'agit d'un acte réflexe sur les extrémités périphériques ou sur les centres moteurs.

Habitat du bacille.

Cette question touche intimement à la prophylaxie : quand on saura positivement où réside le microbe on pourra faire en sorte de l'éviter. L'opinion générale le place dans le sol. C'est Nicolaïer qui le premier nous fit part de cette donnée. D'après ses expériences sur les propriétés infectieuses du sol, le germe serait répandu abondamment dans la terre des rues ou des champs, et n'existerait pas dans celle des jardins et des forêts. M. Netter (1), nous disait l'avoir presque chaque fois rencontré dans les échantillons de terre recueillie dans les rues de Paris. Bonôme (2) qui a cru remarquer que ce bacille de Nicolaïer se trouvait dans la poussière du sol ou dans les débris des vieilles maisons; MM. Chantemesse et Widal qui ont réussi à reproduire le tétanos avec de la terre prise dans les rainures d'un parquet d'hôpital, Hochsinger et Beumer sont aussi les défenseurs de la théorie. Cependant quelques objections s'élèvent contre elle : ainsi nous devrions trouver le tétanos prédominant dans les endroits infectés, les cultivateurs des champs et les blessés des villes, plus exposés que les autres hommes. En outre le traitement des plaies par la terre sèche, en vogue il y a quelques années, complétement oublié aujourd'hui, nous eût laissé un certain nombre de cas d'infection. Cette

1. *Communication orale.*
2. *Fortschritte der medicin*, 1887.
3. Chantemesse et Widal. *Bull. médical*, n° 74, 1889.

manière de voir est aussi très bien attaquée par les expériences récentes de MM. Jeannel, Laulanié et Mauri (1).

Ces auteurs rappellent que les expériences de Nicolaïer avaient pour but de démontrer que l'agent tétanigène existe dans le sol souillé par les chevaux ou plus exactement par les déjections des chevaux, terre des routes, des fermes ou des rues, et non dans celle des jardins et des forêts. Cela coïncidait merveilleusement avec la théorie émise par M. le professeur Verneuil, de l'origine équine dont nous allons parler plus loin.

M. Jeannel fait remarquer que les expériences de Nicolaïer sont entachées d'une cause d'erreur, puisqu'il injectait une macération de terre non filtrée, ou simplement de la terre sous la peau de ses animaux, et que par conséquent cette terre pouvait agir comme corps étranger aussi bien que par les microbes qu'elle renfermait en elle.

Il filtre donc sa macération de terre sur un papier ou sur un linge avant de l'inoculer sous la peau. Il prend de la terre : 1° *d'une écurie* où un *cheval tétanique* avait habité 6 mois avant ; 2° de la terre d'une écurie qui n'avait jamais été habitée de mémoire d'homme par un cheval tétanique ; 3° de l'urine d'un cheval atteint de tétanos ; 4° de la litière souillée par de l'urine du crottin et la sueur d'un cheval atteint de tétanos. Les résultats furent nuls quant au tétanos. Tous les animaux eurent des abcès septiques, voire même gangréneux chez l'âne, mais pas un accident convulsif.

MM. Jeannel et Laulanié firent encore de nombreuses

1. *Gaz. hebd.*, p. 610, 20 septembre 1889.

expériences et, sans vouloir généraliser, donnent les résultats suivants :

1° La terre d'une écurie souillée par les déjections des chevaux, n'ayant pas eu le tétanos, n'est pas tétanigène pour le cheval.

2° La terre d'une écurie souillée par les déjections d'un cheval tétanique et mort tétanique, mais ayant été lavée à l'eau chaude, puis habitée par d'autres animaux, n'est tétanigène, ni pour le cheval, ni pour l'âne, ni pour le chien.

3° L'injection hypodermique d'urine ou de sueur provenant d'un cheval tétanique n'est pas tétanigène, ni pour le cheval (urines) ni pour le lapin (sueurs) ;

4° L'injection interstitielle dans la gaîne d'un nerf, d'un liquide obtenu par macération du crottin d'un cheval tétanique, n'est pas tétanigène pour le cheval.

5° Le séjour prolongé dans une literie souillée par un cheval tétanique, n'est pas tétanigène pour le cheval, ni pour le chien, ni pour le lapin, même si ces animaux sont blessés, et que leur plaie touche la litière suspecte Dans une nouvelle série d'expériences entreprises avec M. Mauri, professeur à l'École Vétérinaire, ils ont inoculé de la terre prise au voisinage du cadavre enterré depuis 2 mois d'un âne mort du tétanos. Ils n'ont pas obtenu de tétanos, leurs inoculés sont morts de septicémie, ou bien ont survécu.

Les spores du bacille du tétanos seraient, d'après Nicolaïer, très nombreuses dans les couches les plus superficielles du sol. Cette théorie concorde avec les opinions de MM. Grancher et Richard (1), qui disent que les ger-

1. R. *Congrès International d'hygiène*. Paris, 1889.

mes pathogènes déposés sur le sol, sont surtout cantonnés dans les couches les plus superficielles, et qu'à la faible profondeur de 50 centimètres à 1 mètre on n'en trouve plus guère. Or, nous savons que les germes pathogènes du sol sont détruits par la concurrence des saprophytes, et que ceux de la surface le sont surtout par l'action de la lumière solaire, qui passe pour un puissant agent d'assainissement. Ceci étant, comment concevoir que les couches les plus superficielles soient les plus riches en bactéries, et surtout en bactéries du tétanos, qui sont essentiellement anaérobiés. Et puis ne voit-on pas chaque jour un nombre considérable de plaies souillées par la terre sans que le tétanos s'ensuive.

Les expériences du professeur de l'école de Toulouse, tout en discutant l'origine tellurique, visent surtout l'hypothèse équine soutenue par M. Verneuil. Nous ne pouvons avoir la prétention de combattre l'idée de l'éminent maître de Paris, mais qu'il nous soit permis de trouver son hypothèse bien discutable. Des preuves nous arrivent de toutes parts, pas suffisantes toutefois pour réfuter victorieusement l'origine équine, véritable Protée, mais susceptibles, à notre avis, de l'ébranler. M. Verneuil n'hésite pas à admettre que le cheval peut donner le tétanos, non pas parce qu'il est tétanique, mais parce qu'il est cheval. Tout objet mis en contact non seulement avec un cheval, mais encore avec un corps qui aurait touché à un cheval, deviendrait tétanifère, et partant le cercle d'infection irait s'agrandissant sans cesse, puisque le cheval est un animal qui nous est intimement associé.

Une chose qui nous étonne cependant et qui se trouve

en contradiction avec ce qu'avance M. le professeur Verneuil, c'est de ne pas voir le tétanos plus fréquent, surtout dans les endroits où le cheval est très commun, et les cochers ou palefreniers pas plus atteints que les autres hommes.

MM. Leblanc et Trasbot (1) se refusent à accepter cette hypothèse qu'ils considèrent comme douteuse.

Il n'existe aucun cas avéré prouvant que l'animal tétanique vivant, ait transmis sa maladie, soit à son semblable, soit à l'homme.

Le cheval sain (2), n'est pas plus tétanifère que morvifère; aucun animal, cheval, chien, bœuf ou mouton n'a le virus originel. D'après les conditions admises par M. Verneuil, il n'est pas d'individu qui ne soit exposé, à commencer par les millions de cultivateurs en rapport avec la terre ou avec les chevaux jusqu'aux personnes qui vont en voiture de toute espèce.

Pour faire admettre l'hypothèse de M. Verneuil, il faudrait des expériences, démontrant qu'on peut donner le tétanos par inoculation d'un produit quelconque, sang, muscle, etc., prélevé sur un cheval sain.

Qu'on admette, d'après ce qu'on sait de l'inoculabilité des produits de la plaie, la possibilité de la contagion du cheval tétanique à l'homme pour les observations des blessés qui ont été en contact plus ou moins immédiat avec le cheval tétanigène, voilà tout ce qu'on pourrait faire, et encore ceci n'est pas prouvé. Pour les autres

1. *Acad. méd.*, 12 fevrier 1889.
2. *Id.*, *id.*, 23 avril 1889.

faits, non seulement le cheval incriminé n'avait pas le tétanos, mais il n'avait eu aucun rapport avec un animal tétanique, et avec MM. Trasbot, Nocard, Leblanc et autres, il nous semble inadmissible que le cheval sain puisse, en tant que cheval, donner cette affection.

Le seul fait solidement établi est l'action tétanigène de la terre cultivée ou de celle des rues, les inoculations en font foi. Pourquoi ne point s'y tenir (1)? Pourquoi surtout vouloir que cette action soit due au fumier du cheval, plutôt qu'à celui du bœuf ou du mouton? Alors que le tétanos est plus fréquent à la campagne que dans les grandes villes où les chevaux sont plus nombreux. Ne serait-il pas plus logique de supposer que l'agent infectieux est à la surface du sol comme beaucoup d'autres et qu'il s'introduit non seulement par les plaies, mais encore par une foule de mécanismes, avec les aliments par exemple, comme cela se produit pour le charbon. M. Verneuil est obligé de reconnaître ces faits, et pour ne pas abandonner sa théorie, il déclare qu'il est prêt à admettre l'origine animale multiple ou origine tellurique, mais il ne continue pas moins à viser le cheval particulièrement parce qu'il contracte plus facilement le tétanos. M. Trasbot (1), afin de montrer que le cheval n'a pas cette prédisposition a fait une série d'expériences et conclut que : si après avoir constaté que l'activité de l'agent tétanigène s'éteint par son passage dans certains organismes, il se conservait au contraire dans celui du cheval,

1. Trasbot. *C. r. sc. ac.* février 1889.
2. *Gaz. hebd.*, 3 mai 1889, Acad. de Méd.

et s'il se propageait chez lui comme celui de la morve, par exemple, indéfiniment, on serait en droit de penser qu'il représente plus particulièrement son terrain de pullation. Mais jusqu'à présent, rien de semblable n'a été constaté. Ceux qui ont inoculé le tétanos au cheval, n'ont pu le reproduire que jusqu'à la troisième génération ; inoculé au lapin, il s'épuise par 1, 2 ou 3 passages. Il semble en résulter que son inoculation est plus difficile à réaliser sur le cheval que sur le lapin, ce qui, on le comprend, est loin de démontrer une prédisposition spéciale chez le premier. Aussi M. Trasbot ne voit-il dans les faits d'observation clinique, ni dans ceux qui ont été acquis par l'expérimentation, une raison valable de considérer le tétanos comme étant d'origine équine. Il ne voit pas non plus ce qui empêche d'admettre que l'homme puisse trouver le germe de sa maladie dans le milieu où il vit, aussi bien que le cheval, le mouton, le bœuf, le chien, et certains oiseaux, et être infecté de ce germe lorsqu'il est en état de réceptivité.

L'hypothèse de l'origine équine est donc plus difficile à vérifier que la précédente. Les observations les plus intéressantes après celles qui établiraient un point net entre un cheval tétanique et un homme tétanisé, seraient celles qui excluraient formellement le cheval. Nous donnons des cas négatifs dans lesquels les blessés ont été en rapport avec les chevaux et n'ont pas eu le tétanos, et nous citons des pays où le tétanos est endémique, et où le cheval est inconnu ; il existe en outre nombre d'observations recueillies à bord de navires qui rejettent l'origine équine. Si M. Verneuil a rapporté des cas nombreux où le tétanos était survenu à la suite d'un traumatisme venant d'un cheval, ou d'une plaie ayant subi le contact d'un cheval ou de ses excrétions, nous pouvons rappeler les expériences de MM. Jeannel et Laulanié que nous avons citées plus haut, et apporter des faits où le tétanos n'est pas survenu, et dans lesquels cependant les sujets s'étaient trouvés dans des conditions analogues. Nous tenons une série de cas provenant du service de M. Terrier à l'hôpital Bichat, et qui nous ont été communiqués par notre excellent ami, le Dr Dumoret, ancien interne du service ; nous y relevons des plaies de toutes sortes : morsures de cheval ou d'âne, coups de pied ou fractures, blessures ayant été en contact avec du crottin, et jamais nous ne trouvons que le tétanos soit survenu. Si l'influence équine était si forte, on l'aurait pu observer dans les guerres, et on rapporte seulement les changements de température ; lorsqu'il n'y eut pas de froid humide, le tétanos se montra exceptionnel.

Le tétanos s'observe aussi dans les pays où le cheval est inconnu. A Madagascar il a toujours été endémique, et cependant les chevaux n'y ont été introduits que depuis peu ; lors du couronnement de Radama II, il y a une quarantaine d'années, quelques chevaux présents de la France, figuraient dans le cortége.

Aujourd'hui il n'en existe plus que quelques-uns sur le littoral, qui appartiennent aux gendarmes ; dans le centre de l'île et sur bien des points, les indigènes n'en ont jamais vu, ce qui n'empêche pas le tétanos d'y être très fréquent, surtout chez les nouveau-nés.

Aux Seychelles, 8 cas de tétanos mortel sur 14,000 habitants, on ne rencontre que 30 ou 40 chevaux ou ânes à Mahé île principale, certaines autres îlés de l'Archipel n'en ont jamais vu la trace, et sont néanmoins visitées très souvent par la terrible complication. A Bourbon, à l'île Maurice (182 cas de tétanos mortel en 1888 sur 275. 000 habitants, sans compter le *trismus nascentium* souvent mis sur le compte de la fièvre palustre), la maladie est très fréquente chez les hommes, les chevaux, les mulets.

Le Dr Lejuge de Segraïs, le Dr Eug. Vinson, notre cher père, ont une quantité considérable d'observations, mais jamais ils n'ont pu surprendre une relation directe de contage.

Nous avons nous-même été témoin de deux cas survenus sous nos yeux, et qui bien que s'étant produits dans des circonstances apparentes pouvant faire supposer une origine équine, puisqu'il s'agit d'un cocher d'abord et d'un cheval ensuite. sont cependant de nature à indiquer des causes tout à fait différentes.

En 1881, le cocher de la maison, un indien, meurt au bout de 10 jours d'un tétanos survenu à la suite d'un bain froid, qu'il avait pris pendant qu'il était en sueur et sous l'influence d'une excitation nerveuse intense produite par la colère et par l'ivresse. A toutes ces causes productrices ou prédisposantes que nous allons passer en revue dans la deuxième partie de notre étude, nous pouvons encore ajouter une blessure qu'il s'était faite au pied avec une pointe de bambou qui se trouvait dans l'eau.

La chambre qu'habitait cet homme était dans le même local que l'écurie, où jamais de mémoire d'homme on n'avait eu de tétanos. Si le microbe n'était déjà pas dans cette écurie, le voisinage immédiat du tétanique aurait dû l'y faire entrer, ou bien s'y trouvait-il déjà, et alors comment expliquer que le tétanos ne s'y était jamais montré auparavant, et que pendant les 7 années qui suivirent on ne l'observa pas plus. Cependant les indiens, palfreniers ou cochers, qui vont nu-pieds et qui ont continuellement des blessures aux extrémités, présentaient de bons terrains, ainsi que les chevaux qui furent tous plus ou moins profondément blessés, et en état de réceptivité causé par un surmenage fréquent.

En 1888, notre père achète un poney atteint d'écorchures au-dessus du garot et sous la queue, et dans un état de misère physiologique. Avant même de le mettre à l'écurie, il l'envoie prendre un bain dans la même rivière où s'était baigné l'homme mort 7 ans auparavant, et le poney est immédiatement pris de tétanos dans le bain et succombe 3 jours après. Ce poney a été mis dans l'écurie après son bain, et c'est là que son tétanos a évolué et qu'il est mort; n'y aurait-il pas à son tour laissé trace de microbes, c'est ce que nous nous promettons de rechercher, lorsque nous serons de retour aux colonies.

Il nous semble que la cause du tétanos survenu dans ces deux cas doive être attribuée au refroidissement, et que la relation qui existe entre eux se trouve dans l'eau de la rivière.

CHAPITRE II

THÉORIE NERVEUSE, HISTORIQUE.

Nous ne savons à quelle époque faire remonter l'origine de cette théorie, mais il nous semble qu'elle est antérieure à la théorie humorale.

Galien (1) était sans doute le précurseur de cette idée, puisqu'il plaçait le vin au même rang que le froid dans la cause du tétanos, le froid qui est ennemi du cerveau de la moelle spinale et des nerfs, et qu'il cite comme remède la thériaque.

Guy de Chauliac (1362), pensait que la section totale d'un nerf exposait moins au tétanos qu'une section incomplète.

Ambroise Paré (1564), reconnaît que le tétanos est la conséquence d'un spasme par douleur, provenant de la ponction d'un nerf ou d'un tendon.

Ensuite viennent Cullen, Sauvages et autres nosologistes qui le classent parmi les névroses toniques. Fernel, Willis, Hoffman, signalent la possibilité d'un état morbide siégeant dans la moelle; jusque-là, ce ne sont que des hypothèses. Morgagni entreprend l'étude anatomo-pathologique, et malgré ses profondes investigations il ne signale que l'injection des méninges.

1. Galien, Lib. IX, 131 av. J.-C.

Heurteloup (1) essaye d'expliquer le tétanos par l'irritation nerveuse.

Mais il faut arriver jusqu'à certains auteurs de l'époque actuelle pour avoir des données plus précises : Trnka (2), Fournier-Pescay (3), Desgenettes, Larrey, etc. Plus près de nous encore, Rokitansky, Clarke commencent l'histologie des centres nerveux, question hérissée de difficultés, et qui n'est pas encore résolue, malgré les travaux de MM. Bouchard, Ranvier, Laverran.

C'est alors que, renseignée par l'histologie et la physiologie, la thérapeutique entre en ligne. La névrotomie, l'élongation pour arrêter l'action réflexe partie de la plaie, les médicaments anti-spasmodiques et stupéfiants ; mais si souvent on a obtenu de bons résultats combien d'échecs n'a-t-on pas éprouvés.

Ne pourrait-on pas attribuer cet insuccès à la dualité d'origine du tétanos ? Ainsi les moyens thérapeutiques que nous venons d'énumérer, indiqués lorsque le tétanos a une origine purement nerveuse, ne peuvent avoir qu'une importance secondaire lorsque nous avons à combattre le microbe. N' est-ce pas pour la même raison que le pansement de Lister ou le pansement ouaté sont impuissants à prévenir le tétanos dans certains cas ; M. Verneuil croit expliquer ce fait par l'extrême résistance du contage tétanique aux causes naturelles de destruction. Ne nous est-il

1. *Précis de tétanos des adultes*, Paris 1793.

2. *Du tétanos traumatique*, Bruxelles, 1803.

3. Trnka de Kr' Zowitz. *Commentaries de tetano.* Vindebonœ, 1777.

pas plutôt permis de supposer que dans ces cas le tétanos est de nature purement physiologique. A l'appui de notre supposition nous pouvons citer la remarque que le tétanos est devenu rare depuis que les blessés sont pansés antiseptiquement : l'antisepsie garantit du tétanos microbien, mais reste désarmée devant le tétanos physiologique. M. Trasbot (1) tout en inclinant vers la théorie microbienne, ne répudie pas l'action nerveuse ; M. Laborde (2) admet la double origine.

Billroth bien que grand partisan de la théorie humorale, reconnaît que, puisque le tétanos peut rester limité, ainsi qu'il l'a observé, à une extrémité, voire même à une main, il peut être causé par une irritation locale inhérente à un genre particulier de lésion nerveuse.

En effet, comment expliquer une intoxication microbienne, le tétanos ainsi limité, le tétanos intermittent, le tétanos chronique, le tétanos se guérissant par l'élongation ou la section d'un nerf, l'excision d'une cicatrice ou l'enlèvement d'un corps étranger.

Pour défendre notre croyance d'une double origine, nous trouvons qu'il existe dans la science un nombre suffisant de cas, dans lesquels la section ou l'élongation d'un nerf a amené la guérison. L'objection que de ces cas les phénomènes observés n'étaient pas ceux du tétanos, parce qu'ils n'étaient pas dus au microbe, mais ceux d'un pseudo-tétanos nous semble bien gratuite, les mêmes effets ne peuvent-ils être produits par deux causes différentes. Fai-

1. Acad. de med. *Gaz. hebd.*, 3 mai 1889.
2. Id.

sons en outre appel aux recherches d'un expérimentateur dont la science ne peut être mise en doute : M. Trasbot ( ) à la suite de plusieurs expériences conclut que chez des animaux morts du tétanos, le tissu d'une plaie contient quelquefois, mais non toujours, le germe de la maladie.

La théorie nerveuse considère les contractions musculaires qui caractérisent le tétanos comme les effets d'une augmentation réflexe de la moelle due à une irritation périphérique (2).

Dans cette hypothèse l'action irritative se propage rapidement à la moelle ou s'établit une action réflexe, limitée d'abord aux racines de la cinquième paire, puis envahissant bientôt les parties inférieures, tronc et membres. Cette théorie cadre avec les idées de Colles sur les spasmes qui se généralisent et passent au tétanos vrai.

L'action réflexe ne se manifeste pas toujours par les nerfs de la cinquième paire, elle débute souvent dans le membre le plus voisin du siége de l'irritation, pour se généraliser ensuite plus ou moins rapidement. Dans bien des cas cependant la généralisation ne se fait pas et le tétanos reste limité, d'où les divisions de tétanos partiel ou de tétanos universel, selon qu'il n'envahit que quelques groupes de muscles ou leur totalité. Si nous nous reportons aux expériences de bactériologie, nous trouvons que les contractions se montrent le plus souvent dans le membre le plus voisin du lieu de l'inoculation, l'identité est donc bien nette.

1. *Gaz. hebd.* Acad. de méd., 3 mai 1889.

2. Poncet. *Nouv. dict. de Méd. et de chir. prat.*, art. *tétanos.*

Afin de démontrer l'irritation locale, Larrey va jusqu'à établir une relation intime entre la forme du tétanos et la situation topographique des nerfs. Ce même auteur signale des spasmes prémonitoires qui constituent une période prodromique au tétanos, période qui se retrouve dans la clinique chirurgicale de Dupuytren et qui est admise par MM. Arloing et Tripier (1). Le plus souvent disent ces derniers, les malades commencent à ressentir des douleurs dans les muscles de la région du siége du traumatisme.

Bientôt ces douleurs s'étendent et remontent plus ou moins haut du côté de la racine des membres, et reviennent par accès en s'accompagnant de mouvements de flexion, de rotation et d'extension. L'affection peut rester bornée à ces symptômes (crampes tétaniformes des opérés), d'autres fois, les muscles de la mâchoire se prennent (trismus). Enfin le mal peut se généraliser et gagner les muscles du tronc. Follin (2) et Duplay tout en distinguant les spasmes, survenant chez les individus traumatisés, sont d'avis que ces spasmes ne se lient pas au tétanos, mais sont des phénomènes nerveux isolés sans la moindre connexion avec la redoutable maladie qui nous occupe. Nous nous rallions à l'opinion de MM. Arloing et Tripier et à celle de M. Begin (3), qui voient ûn enchaînement entre ces spasmes et l'accès violent qui vient ensuite constituer le début de la maladie

1. *Soc. Biol.*, 11 décembre 1869.
2. *Traité de pathologie ext.*
3. *Dict. de Méd. et de chir. prat.*, art. *Tétanos.*

Dupuytren nous rapporte un cas survenu à la suite d'une cicatrice, les douleurs d'abord, ensuite les contractures étaient localisées, puiss'étaient généralisées. Frère (3) cite un cas où la contracture envahit d'abord la partie blessée. Nous pourrions rapporter encore une foule d'observations analogues, et arriver aux expériences d'inoculation, qui démontrent clairement ce fait.

Il y a donc un accord évident entre l'irritation causale et l'effet produit, et nous pensons que la nature des symptômes une fois déterminée, ce ne sera plus qu'une question de degré dans l'excitation nerveuse qui fixera les limites à l'intensité, à la durée du mal.

Lorsque l'irritation est légère (1), on n'a qu'un phénomène d'hyperesthésie, puis lorsque la cause persiste, de la douleur, douleur névralgique localisée aux plaies où s'irradiant en suivant le trajet connu des nerfs, et qui produit des manifestations du côté des muscles, des vaisseaux, etc.

Du côté des muscles se produisent des contractures clowniques ou de la parésie ; les convulsions des membres amputés ne sont pas rares, et sont provoquées par l'attouchement du membre pour faire le pansement ; ces convulsions le plus souvent localisées, tendent parfois à se généraliser (Weir Mitchel).

L'irritation peu intense au début, en impressionnant les éléments de la moelle, donnerait d'abord lieu à ces phénomènes, puis augmentant d'intensité, modifierait ces

1. *Gaz. heb.*, 1863.
2. Terrier. *Path. chir Geis*, p. 97.

mêmes éléments d'une façon durable, irrémédiable, et alors apparaîtraient les vrais symptômes du tétanos. Pour Claude Bernard, l'excitation ne ferait que traverser la moelle qui servirait simplement d'intermédiaire entre les deux systèmes de nerfs sensitifs et moteurs. MM. Brown-Séquard, Vulpian, Charcot croient que la moelle est le point de départ du pouvoir *excito-moteur*, et l'impression de la périphérie, après l'avoir irritée et excitée, reçoit encore d'elle une plus grande intensité, et surtout une continuité d'irritation.

Les prodrômes, sans être constants existent habituellement, ils sont parfois fugaces et passent inaperçus. Les cas de tétanos subit, à marche foudroyante, pourraient être expliqués par une excitation intense qui produirait d'emblée des phénomènes réflexes d'une intensité égale.

Le tétanos est donc la conséquence d'une irritation nerveuse, son évolution serait subordonnée à la nature de la cause excitante et à son mode d'action sur le système nerveux.

Divers agents peuvent amener l'irritation, ce sont :

Les excitants mécaniques, physiques, chimiques et physiologiques.

D'après Brown-Séquard et Mitchel c'est bien l'irritation périphérique qui établit la maladie et qui l'entretient. Les expériences de Brown-Séquard faites il y a longtemps (1), démontrent que l'irritation des ramifications de certains nerfs cutanés donnait lieu à des convulsions, tandis que l'irritation de leurs troncs n'avait pas ce pouvoir. Weir

1. B. S. *Recherches sur l'épilepsie*, Boston, 1857.

Mitchel dans sa monographie sur les lésions nerveusès, remarque que la tendance à l'irritation se traduisait par des spasmes, semble augmenter à mesure que les nerfs approchent de la peau. Les travaux de Marshall Hall, de Vulpian, de Longet ont définitivement établi ce point.

Nous croyons donc que dans un certain nombre de cas la maladie est due à une irritation des extrémités périphériques des nerfs centripètes, causée par des conditions d'ordre mécanique ou physique.

Cette opinion est du reste entièrement conforme à ce que nous apprend la physiologie, et nous trouvons pour l'appuyer, en étudiant les nombreuses observations de tétanos, ce rapport qui existe entre l'irritation développée et les nerfs périphériques.

On a en effet noté que les lésions de certaines régions riches en filets nerveux sont plus sujettes à être suivies de tétanos; parmi ces parties dont les nerfs sensitifs possèdent au plus haut degré le pouvoir de mettre en jeu l'activité excito-motrice de la moelle, nous citerons les téguments des doigts du pied et de la main. C'est depuis Fabrice d'Aquapen lente que l'on considère les blessures des extrémités comme étant le plus fréquemment suivies de tétanos. D'après la statistique de Gimelle (1) sur 199 observations on trouve, 80 plaies des membres inférieurs, 72 du membre supérieur. M. Dougall (2) rapporte que d'après son expérience personnelle les 2/3 des cas avaient subi des traumatismes des mains et des pieds. Ces faits

1. *Du tétanos*, Paris, 1856.
2. *Lancet*, 1884, p. 99.

ne sont pas de simples coïncidences, et nous croyons qu'ils peuvent servir à expliquer l'origine de la maladie. Lorsque les nerfs arrivent à la surface de la peau, ils perdent souvent leur gaîne de myéline et deviennent des fibres pâles (1), ils sont alors plus exposés aux lésions irritatives. Ne pouvons-nous pas supposer que ce point d'histologie peut avoir une certaine importance, et que la présence de la gaîne de myéline qui protége le cylindre axe nous explique comment les lésions des gros nerfs sont moins à craindre que celles qui atteignent la périphérie, dans la production du tétanos. Parmi les expériences faites en bactériologie, nous avons pu remarquer que les inocula tions dans le névrilème avaient été souvent efficaces. Cela nous expliquerait-il pas aussi les réussites obtenues avec les injections de virus sous la dure-mère, dans le cerveau les gaînes protectrices n'existant pas.

Mitchell Banks (2) rapporte des observations où de petites lésions des nerfs digitaux donnèrent lieu à des symptômes graves et à des phénomènes réflexes très étendus. Swan cite aussi de son côté des cas où la piqûre des nerfs par des lancettes a joué un rôle qui nous porte à penser que les phénomènes réflexes émanant de la blessure des petits nerfs cutanés sont plus étendus que ceux des troncs plus gros et plus importants. Dans d'autres cas des brûlures légères, comme l'application d'un vésicatoire ont causé le tétanos, les papilles nerveuses organes essentiellement impressionnables avaient été mises à nu.

1. Cornil et Ranvier. *Manuel d'Anat. pathol.*
2. Liverpool, *Medic. et Surgical reports*, 1869.

Dans les solutions de continuité étendues il est facile de trouver dans l'excitation d'un nerf le point de départ de l'action réflexe. C'est surtout la ligature d'une branche nerveuse dans les amputations qui a été incriminée. On cite plusieurs observations où on a retrouvé à l'autopsie les filets nerveux pris dans les ligatures des vaisseaux. M. Leblanc a vu le tétanos se développer 12 fois sur 14 opérés de sarcocèle, la castration, la section du cordon spermatique sont aussi souvent suivis de tétanos.

Le tétanos survenant à la suite de la cicatrisation a aussi une cause mécanique.

La cicatrisation est l'adhérence et la réunion des tissus auparavant libres et glissant les uns sur les autres, et les effets produits par cette cicatrisation seraient équivalents à une compression ou à un étranglement produits par un agent quelconque ; l'interruption portée à leur fonctionnement étant la même. Travers s'exprime ainsi : Dans les plaies musculaires, la période commençante de la cicatrisation, après que l'élimination s'est accomplie, semble plus favorable à une attaque de spasme. Il est difficile de séparer le phénomène du spasme du début d'avec l'altération nerveuse et musculaire dans la cicatrisation récente d'une région.

Larrey cite un cas où il vit le spasme tétanique cesser à la suite de la destruction de la cicatrice par le fer rouge.

Dans bon nombre de cas de tétanos traumatique on a trouvé des corps étrangers susceptibles d'irriter les filets nerveux à commencer par le cas classique de Dupuytren, le nœud de fouet dans l'épaisseur du nerf cubital. Holmes (1)

1. *Syst of surgery*, p. 238, vol. II.

rapporte de nombreux cas où à l'autopsie on retrouva des corps étrangers, esquilles osseuses, balles ou morceaux de drap en contact avec les nerfs. Un seul cas guérit parce que, lorsque survint le trismus, 14 jours après la blessure, on explora la plaie et qu'on trouva un fragment d'obus, qu'on n'avait pas tout d'abord aperçu, profondément logé et reposant sur le nerf sciatique. Après qu'on l'eut extrait, on vit le nerf lacéré sur une étendue d'un centimètre environ; aussitôt après le trismus céda et le malade guérit rapidement. M. Morgan, rapporte le cas d'un matelot qui eut les muscles du pouce transpercés par une écharde, on en fit l'extraction et la blessure guérit parfaitement. Le premier symptôme de tétanos eut lieu deux mois environ après le début de l'accident, et se borna à une névralgie des muscles de l'éminence hypothénar sans trace d'inflammation. Le tétanos se généralisa et emporta le malade. A la dissection on trouva dans le muscle abducteur deux parcelles de bois reposant sur une branche du radial.

Extraire les corps étrangers, qui peuvent avoir été laissés dans la plaie dit Dupuytren, la débarrasser des esquilles, réséquer les parties osseuses qui s'enfoncent dans les chairs et les irritent, voilà le moyen d'éviter le tétanos.

Nous trouvons un exemple *d'excitant chimique* dans le cas de Frerich, rapporté par M. Brown-Séquard, dans lequel un morceau de potasse caustique appliqué sur le nerf coraco-brachial, avait été le point de départ du tétanos.

Puis viennent des cas où il n'y a pas la moindre solution de continuité, et pour lesquels on ne peut invoquer la participation d'un microorganisme.

Un écolier reçoit un coup de règle sur la main : la douleur et le spasme commencent au niveau de la partie contuse, et le tétanos se généralise ensuite et enlève le malade.

Le professeur Rizoli (1) raconte que chez un malade atteint depuis cinq jours d'un tétanos complet, on supposa que la cause de la maladie devait être un ongle incarné qu'il avait au gros orteil droit. Les contractions avaient débuté par ce membre. On fit l'extirpation de l'ongle, le calme se produisit immédiatement après, et la guérison s'opéra rapidement.

M. Barwell (2) rapporte un cas de trismus survenu sans plaie extérieure. Le sujet avait un trismus bien caractérisé, et une contracture des muscles du cou ; à l'examen, on découvrait un point sensible à la jambe, et la moindre pression exercée à ce niveau amenait une attaque d'opisthotonos. Le malade racontait que quatre mois auparavant, un morceau d'aiguille lui était entré dans le pied, et n'avait pas été extrait. M. Barwell incisa au niveau du point sensible, trouva le morceau d'aiguille et le retira ; à ce moment survint une attaque d'opisthotonos ; puis deux autres attaques, mais d'une intensité décroissante dans les six heures qui suivirent, et après ce laps de temps il n'y eut plus de crises.

Le pouls et la température tombèrent après l'opération. Dans cette observation, il n'existe pas de plaie ouverte,

1. B. M. J., 1863.
2. *Lancet*, p. 667, 1883.

l'aiguille, en voyageant de la plante du pied à un point situé au-dessous de la malléole interne, aurait pu perforer un nerf.

M. Laborde observa, lorsqu'il était interne de Rayer, un cas fort curieux. Un malade était atteint d'opisthotonos, disparaissant lorsqu'il était couché, mais qui survenait par attaques aussitôt qu'il se mettait debout.

M. Laborde (1), en l'observant de près, remarqua qu'il avait un cor entre les orteils, et que la pression exercée sur lui amenait les attaques. On soigna le malade pour sa production cornée qui guérit, et avec elle, l'opisthotonos. Ici encore, n'est-ce pas l'irritation par compression des filets terminaux des nerfs sensitifs, si nombreux aux extrémités, qui aurait amené les manifestations réflexes.

Le froid, et surtout le froid humide qui a été souvent noté, peut, lui aussi, agir comme cause irritante locale ou bien générale, en créant sa prédisposition.

On comprend très bien, connaissant les actions réflexes que le froid exerce sur les papilles nerveuses périphériques (Tripier) une certaine irritation, qui, se transmettant à la moelle, passe ensuite aux nerfs moteurs qui font contracter les muscles.

L'expérience qui consiste à produire artificiellement le tétanos chez une grenouille en l'exposant à un courant d'air actif peut nous conduire à penser par analogie que le tétanos qui succède au froid peut lui aussi avoir une origine réflexe. En outre il est bien établi qu'en refroidissant un nerf sain avec de la glace, on change tellement

1. Communication orale.

sa condition que le moindre attouchement produit un spasme soudain et violent. Weir Michtell (1) a opéré sur lui-même et a choisi pour lieu d'expérience le nerf cubital, qu'il refroidissait avec un mélange de glace et de sel. A mesure que la réfrigération était poussée plus loin apparaissaient dans l'ordre d'énumération les phénomènes suivants. Douleur, engourdissement, disparition de la sensibilité, puis, du mouvement, enfin sensation de chaleur avec sudation abondante. En même temps l'irritation du nerf est extrême au niveau du point refroidi, et le moindre choc détermine dans le point de la sphère d'action, de la douleur et des contractions brusques des muscles. Lorsque l'agent réfrigérant est éloigné, ces phénomènes durent encore quelque temps, puis ils sont remplacés par de l'hyperesthésie, des fourmillements, des picotements légers ; la perte plus ou moins complète de la motilité persiste seule pendant quelque temps après. Nous trouvons dans la thèse de Soubise (2) deux faits cliniques de Behier, qui concordent parfaitement avec l'expérience de Weir Mitchell. Un ouvrier en sueur, lavait une voiture, l'eau très fraîche lui procurait une sensation agréable, bientôt cette sensation devient désagréable, puis gênante, et il s'aperçoit que ses mains s'engourdissent : il peut néanmoins continuer son travail, mais la gêne devient douleur, les doigts de la main commencent à gonfler, et ce gonflement, ainsi que la douleur qui est très aiguë

1. *Dict. Jaccoud*, p. 626.
2. Soubise. These, 1870.

gagnent tout l'avant-bras, puis l'épaule. Notre homme est alors pris de céphalagie intense, de mouvements convulsifs, et on le transporte à l'hôpital Beaujeon, dans le service de Béhier, qui reconnaît un tétanos auquel succombe le malade au bout du deuxième jour. Le deuxième fait touche M. Béhier. lui-même, qui, quelques jours après, pendant qu'il avait les mains dans l'eau, est pris de douleur et de gonflement de la main et de l'avant-bras. Saisi d'une crainte légitime, il se fit placer une ligature bien serrée sur le bras, au bout d'une heure environ, la douleur disparut et la ligature desserrée peu à peu, tout rentra dans l'ordre.

M. Brown-Séquard nous racontait ce fait qu'il a observé à l'île Maurice : une jeune négresse, pleine de santé, se couche sur une plaque de tôle au bas d'un escalier, le lendemain matin, elle se reveillait atteinte de tétanos.

M. Hergott (1) (de Strasbourg), cite l'observation d'une femme de cinquante-trois ans, prise de tétanos à la suite d'une impression de froid prolongée.

Holmes (2), considère l'exposition au froid et à l'humidité, comme une des causes principales du tétanos survenant sans plaie.

Fournier Pescay rapporte l'histoire d'un militaire qui fut saisi de tétanos pour s'être mis dans un bain froid ayant très chaud. Il ne parle pas de blessure.

Tout le monde connaît le fait de Misbeck (3), de cet

1. *Bull. thérap*, t. XXXVI, p. 173.
2. Holmes. *Syst. et sugery.*, vol. 11.
3. Thèse doctorat, Strasbourg, 1862.

enfant américain, qui était en sueur lorsqu'il reçut de son compagnon de jeu un verre d'eau très froide sur la poitrine, le spasme se déclara immédiatement, et trois jours après l'enfant était mort.

Les observations de tétanos causé par le passage d'une atmosphère surchauffée dans un milieu froid, sont très nombreuses, nous en avons recueillies nous-même quelques-unes, aux colonies.

Puisque dans tous ces cas et dans bien d'autres encore, où nous ne relevons aucune solution de continuité, l'action du froid comme cause première est si manifeste ; dans les plaies où les extrémités nerveuses sont mises à nu, cette même action ne pourrait-elle, à elle seule, être un stimulant capable de déterminer le tétanos. Comment admettre l'invasion d'un microbe, et surtout la fabrication d'un produit de sécrétion, par ce microbe, dans les cas comme ceux de Behier et de Misbech, où le tétanos suit de si près sa cause productrice.

Larrey rapporte que dans un cas de tétanos aigu, pour lequel on eut recours à l'amputation, et dans lequel les symptômes avaient complétement disparu, on vit survenir une rechute immédiate et fatale, parce que le malade fut exposé à l'air froid de la nuit. Dans les guerres on a remarqué cette influence incontestable du froid, et nous avons des observations, entre autres celles de Fournier Pescay dans lesquelles les malades avaient été pris de tétanos pour avoir mis leurs membres blessés dans l'eau froide. Notre cher père, le Dr Vinson, nous écrit que depuis qu'il fait usage de liquides antiseptiques tièdes au lieu de solutions froides pour le pansement de ses plaies, les cas de tétanos sont devenus très rares dans sa clientèle ; dans sa thèse (1), il attribue au froid le tétanos des nouveau-nés en nouvelle Calédonie. Les cases des naturels, sont, dit-il, chauffées fortement le soir, le feu s'éteint la nuit ; peu à peu l'atmosphère intérieure se refroidit et le matin lorsque la porte s'ouvre avant qu'on ait rallumé le feu, bien des nouveau-nés, quelquefois tous dans une même case, sont pris de contractions des muscles temporal et masseter ; quelquefois le trismus s'accompagne d'opisthotonos et l'enfant succombe presque toujours malgré les soins que prend la mère pour le réchauffer. C'est en août et en septembre, aux mois les plus froids de l'année, que cet accident arrive le plus souvent ; évidemment, la brusque impression du froid agissant sur le système nerveux est la cause unique de l'affection.

A Maurice et à la Réunion nous avons souvent entendu dire que les petits nègres nouveau-nés, placés dans des conditions semblables, mouraient infailliblement et en peu d'heures, du tétanos. Ce fut en les couvrant mieux d'une part, et en maintenant les cases dans une température à peu près égale, que l'hygiène triompha.

Il fut interdit aux noirs de faire du feu la nuit à moins de le maintenir constamment allumé, et d'éviter d'ouvrir brusquement les portes pendant les 20 premiers jours qui suivaient l'accouchement.

C'est aussi aux changements brusques de la température, à l'influence du froid, qu'on attribuait la grande mortalité de la maternité de Dublin, la ventilation ayant

1. Paris, 1858, p. 59. *Sur les modificateurs Calédoniens.*

été bien établie, la mortalité en a presque disparu. Les décés infantiles causés par le tétanos dans le nord de l'Europe et en Islande, n'ont-ils pas la même origine.

La physiologie nous enseigne encore que des contractions musculaires peuvent succéder aux *impressions des organes des sens* aussi bien qu'aux *impressions morales.*

La frayeur, une émotion vive, un bruit soudain, agissent en produisant un ébranlement. nerveux qui met en jeu le pouvoir excito-moteur de la moelle. M. Poincarré (de Nancy), adoptant les idées de M. Charcot, dit qu'il est facile de comprendre que l'irritation des éléments sensitifs peut ébranler les cellules nerveuses cutanées absolument comme une cause irritante extérieure.

Voici un cas dans lequel la blessure nous paraît être pour rien : un blessé (1), dans de bonnes conditions de guérison chez lequel rien ne faisait présager le tétanos est subitement atteint de contracture à la vue de son voisin blessé comme lui, expirant dans les convulsions du tétanos, et meurt lui-même bientôt. Cet exemple pour être décisif aurait dû être suivi d'un examen microscopique des tissus de la plaie, afin de nous permettre de réfuter l'objection d'un contage bactérien. Les observations qui vont suivre sont plus probantes à démontrer l'évidence de la cause nerveuse. M. O. Royle (2) rapporte le cas suivant d'un tétanos idiopathique par choc nerveux d'une femme qui en avait été atteinte à la suite d'une forte émotion éprouvée quelques jours au-

1. *Lancet,* 1835, p. 1050.
2. *Lancet,* 1885, p. 1050.

paravant, à la vue d'un accident arrivé à un enfant dont la main avait été légèrement contusi onnée par une machine à couper des navets.

Ce cas est intéressant par l'ébranlement nerveux intense qu'avait pu produire une cause aussi légère, et aussi parce que le premier symptôme de la maladie ne s'était montré que 11 jours après le moment où cette femme avait ressenti sa frayeur.

En 1830, Dupuytren vit des coups de fusil, des pétards tirés autour de l'Hôtel-Dieu, le son des cloches de Notre-Dame occasionner le tétanos chez les blessés.

Le Dr Hennen a rapporté comme cause directe la terreur, Willan, une grande anxiété d'esprit, le Dr Vicente G. Guanchez (2) cite l'histoire d'un tétanos par irritation ou tétanos nerveux survenu chez un jeune homme qui jouissait d'une bonne santé. Ce malade commença par se plaindre d'une gêne dans les chevilles qui l'empêchait de marcher, il n'avait pas la moindre fièvre, mais le mal empira si rapidement que le lendemain le fait seul de se retourner dans son lit, lui était très pénible, avec celà le sommeil lui était impossible et il était dans la plus grande anxiété. Ce jeune homme avait été tellement frappé par la vue des attaques spasmodiques de son frère, pris de tétanos et qui habitait à une certaine distance de chez lui, qu'il avait déclaré devoir mourir de la même maladie. Le Dr Guanchez attribua d'abord les douleurs à un rhumatisme, mais les convulsions qui se montrèrent, l'opistho-

1. Clin. chir., Paris 1832.

2. *Rivisa cientifica, della universitad de Venezuela Lancet*, 1881, p. 637.

tonos et le trismus lui firent voir la vraie nature de la maladie qui enleva le malade au sixième jour. Le mode d'invasion était ici différent de ce que l'on voit dans le tétanos idiopathique qui commence par affecter les muscles de la face et du tronc, il n'y avait eu aucune rémission et la maladie avait progressé avec plus de rapidité que dans le tétanos ordinaire.

Sous ce même chapitre, on peut ranger la *douleur*, une *grande tension d'esprit*, *les chagrins*, etc., en un mot les passions, enfin toutes les causes qui peuvent ébranler le système nerveux. Begin (1) parle d'un sergent-major, que des fautes graves avaient fait casser, et chez lequel le chagrin produisit le tétanos qui le fit succomber.

Heurteloup (2), Valentin, Laurent (de Strasbourg) O'-Beirn (3), et plusieurs autres auteurs, citent, comme pouvant donner lieu au tétanos, les *corps étrangers de l'intestin*. La constipation, la présence de noyaux de cerises, de vers, la rétention du méconium chez les enfants (Bouchut) etc., ont été considérées comme causes productrices.

On a pu invoquer l'action réflexe pour toutes ces causes, elles agiraient en irritant les extrémités périphériques des nerfs sensitifs qui se distribuent à l'intestin. Ces nerfs proviennent des plexus d'Auerbach et de Meissner, et ont de nombreux ganglions, qui peuvent jouer le rôle de centres réflexes (4).

1. Begin *dict. nov.*
2. *Précis de tétanos des adultes*, 1793.
3. *O'Beirne Dublin hospital Reports.*
4. *Henocque arch. phys.*, juin 1870.

Un jeune homme aux colonies prend un purgatif drastique le matin ; dans l'après-midi, ayant très chaud il avale de l'eau fraîche, et se trouve immédiatement pris de frissons, de crampes, et le lendemain il était mort du tétanos.

Nous pensons devoir attribuer ce cas, qu'il nous a été donné d'observer, à l'action de l'eau froide sur le tube digestif, déjà irrité par le purgatif.

Toujours dans la même série de causes peut se ranger l'abus des boissons alcooliques, qui a été noté dans plusieurs observations. On sait que l'alcool ingéré avec excès agit sur le système nerveux. Galien (131 av. J.-C.) dans un de ses alinéas intitulé : *tetani causa nimius vini usus*, place cette cause au même rang que le froid dans la production du tétanos. Pendant les guerres du premier empire, dit Briot (1), on a remarqué que l'usage et l'abus des liqueurs était une cause prédisposante. M. de Simoine (2), à l'hôpital de la Paix, à Naples, a observé un cas dû à l'ivresse alcoolique.

M. Morice, à la société de Biologie, rapporte trois cas de tétanos observés chez des singes cochinchinois, dont l'un était alcoolique.

MM. Lancereaux et Pérone pensent que cette diathèse amène des convulsions toniques, mais celles-ci diffèrent du vrai tétanos ; si l'alcoolisme joue un rôle, c'est à titre d'agent de débilitation.

Il est certain que cette dernière hypothèse est celle qui se justifie le plus souvent, mais d'après ce que nous sa-

1. *Dict. Dechambre.* art. *tétanos.*
2. Thèse Mondesir, 1842.

vons des lois réflexes il nous est permis de croire que la cause occasionnelle est aussi possible.

Il est reconnu que la plupart des causes que nous venons d'énumérer peuvent produire par action réflexe des convulsions d'éclampsie chez les enfants (1) ; convulsions épileptiformes chez les adultes. Or, le tétanos étant caractérisé par des accès convulsifs implantés sur une convulsion généralisée, nous ne voyons pas pourquoi l'on se refuserait d'expliquer par le même mécanisme des effets qui ne diffèrent que par leur intensité.

Mais le tétanos n'est pas toujours la conséquence immédiate de l'ébranlement nerveux produit par ces causes, et nous pensons que leur rôle doit être plus grand en créant la prédisposition qu'en agissant comme causes productrices.

1. Thèse Soubire, 1870.

CHAPITRE III

TÉTANOS EXPÉRIMENTAL.

On a signalé les essais nombreux tentés infructueusement dans le but de donner le tétanos aux animaux, comme des arguments opposables à la théorie nerveuse. Mais si l'on considère la rareté avec laquelle cette maladie vient compliquer la grande quantité des traumatismes quotidiens, et le nombre comparativement petit des animaux sur lesquels les expériences ont été faites, et aussi la différence si grande qui existe entre les centres moteurs et la moelle de ces animaux avec ceux de l'homme ; les quelques succès obtenus par Friederich (1), Brown-Séquard, Schiff, Weber, Heidenheim, Arloing et Tripier, pourraient nous faire supposer, avec ce que nous connaissons des actes réflexes, que certains agents excitants seraient capables de donner naissance à la maladie.

Friederich (2), avant 1834 avait essayé de produire le tétanos sur des chiens, des chats et des lapins, en mettant un nerf à nu et en l'irritant à l'aide de ligatures et de tractions répétées pendant plusieurs jours. Ces moyens ne suffisant pas il ajouta des aspersions d'eau froide pour favoriser le développement de la maladie ; ce fut en vain.

1. Friederich. *De tetano traumatico dissertatis inauguralis Beralini*, 1837.

2. *Lancet*, 1884, p. 140.

Une fois cependant il observa un pleurosthotonos chez un lapin qui succomba rapidement. Depuis longtemps M. Brown-Séquard a fait de nombreuses tentatives, dont une seule a réussi : il avait enfoncé un clou rouillé dans la patte d'un chien. Encore attribua-t-il son succès au hasard et aux conditions de milieu, l'animal se trouvant dans une chambre carrelée froide, humide et très mal nettoyée.

Schiff (1), en étudiant expérimentalement le tétanos très violent découvert par Ritter, qui naît au moment de l'ouverture d'un courant continu, ayant longtemps parcouru un nerf; a pu le reproduire en faisant passer par le bout supérieur du nerf d'un animal, pendant une demi heure, un courant ascendant, ou bien un courant descendant de la durée d'un quart d'heure.

MM. Arloing et Tripier (2) en 1869 ont fait de nombreuses expériences, qui sont aussi restées sans résultat. Une seule fois en irritant le nerf plan taire externe d'un cheval, il se présenta chez ce sujet une surexcitation nerveuse toute particulière. Le simple contact de la peau pendant les irritations suffirait pour provoquer immédiatement une contracture ; l'expérience ne fut pas poussée plus loin.

Ces expériences sont malheureusement insuffisantes pour nous permettre de soutenir d'une façon péremptoire, la possibilité d'un tétanos nerveux expérimental ; mais nous ferons appel à certains états morbides dont

1. Schiff. *Arch. physiol.*, 1869, p. 349.
2. *In. Arch. phys.*, 1869, p. 349.

l'analogie avec le tétanos est évidente, et qui d'après les données modernes ont aussi une double origine. Avant de mentionner ces maladies, signalons l'analogie réelle qui existe entre l'empoisonnement par la stychnine et le tétanos. Il est vrai que la strychnine, poison exagérateur de l'excito-motricité par excellence, nous fait surtout comprendre notre première hypothèse d'une intoxication microbienne, mais nous pouvons aussi l'appeler à notre aide afin de démontrer l'irritation périphérique.

Dans l'empoisonnement strychnique il y a des convulsions générales, mais dans leur intervalle tous les muscles sont au repos, et ils n'entrent de nouveau en contraction qu'après avoir été sollicités par une irritation extérieure. C'est donc l'irritation périphérique qui détermine les convulsions, il est vrai de dire que dans ces cas le pouvoir excito-moteur de la moelle étant exalté, une excitation très faible suffit à produire les convulsions (1). Bichat, Vulpian, Verneuil, Nicaise, admettent aussi pour le tétanos cette sensibilité de la substance grise de la moelle portée à un point exagéré.

Dans le tétanos clinique il y a une contracture permanente d'un plus ou moins grand nombre de muscles avec exacerbations, qui se manifestent par des convulsions générales. Il suffit d'une irritation légère pour faire naître les secousses clowniques généralisées, comme par exemple l'irritation des plaies, occasionnée par les mouvements dans leur pansement, le moindre attouchement, le bruit même.

1. *Dict. Dechambre,* art. *tétanos.*

De là, la méthode curative préconisée par le Dr Renzi (1), et qui lui aurait donné quatre guérisons sur cinq. Le traitement consiste dans un repos parfait et un silence absolu. Les Drs Pisani, Maragliano, Ria, ainsi que d'autres médecins italiens, auraient employé avec succès cette méthode, dont le seul inconvénient est de prolonger la maladie, qui semble augmenter en durée, mais diminuer en force.

Les autres maladies analogues au tétanos et auxquelles on attribue une double origine, une origine nerveuse et une origine infectieuse sont surtout l'épilepsie et la chorée.

L'épilepsie est considérée par certains auteurs comme étant une maladie dyscrasique, et par d'autres comme étant de nature purement nerveuse.

Les récentes recherches de M. Laborde ont montré que l'essence d'absinthe est capable de produire une attaque d'épilepsie vraie ; et on connaît des exemples d'épilepsie causée par l'intoxication arsénicale, saturnine, etc.; l'épilepsie pourrait être ainsi de nature toxique et par conséquent nous permettre d'accepter une origine par produits toxiques infectieux, tout comme le tétanos d'origine microbienne. Mais d'un autre côté, puisque l'essence d'absinthe agit comme excitant nerveux, ne nous est-il pas permis de concevoir le tétanos réflexe produit par l'alcool, sans aucun microbe spécifique.

L'autre théorie considère l'épilepsie comme ayant une origine probable dans la région motrice moyenne du cervelet. Le centre cérébro-spinal (2) sous l'influence d'une

1. Renzi, *Rivista clinica et Lancet, July* 10 1886, p. 85.

2. *Dict. en 40 vol. Chir. et Méd. prat., art. nerfs.*, 3. *id.*, 4. *id.*

irritation transmise jusqu'à lui par les nerfs centripètes lésés, se trouve dans un état d'excitabilité tel qu'il produit des convulsions générales.

On cite des cas dans lesquels divers traumatismes nerveux, et notamment des traumatismes périphériques ont produit des attaques de cette maladie. M. le professeur Brown-Séquard a obtenu des résultats probants au moyen de ces traumatismes, notamment en sectionnant les racines postérieures des dernières paires de nerfs dorsaux, le nerf poplité interne et le nerf sciatique (1). M. Hayem a observé les accidents épileptiformes, constatés par M. Brown-Séquard à la suite d'arrachement ou de section d'un nerf, de compression énergique, de piqûre avec une aiguille trempée dans la nicotine, en un mot de causes d'irritation violente du nerf. Loing a même observé une épilepsie occasionnée par la blessure des nerfs de la main. M. Bochefontaine (2) a pu reproduire des attaques de la même maladie par le chatouillement de la peau du cou chez l'homme. Dans tous les cas, cette épilepsie expérimentale est identique à l'épilepsie clinique, comme elle, elle est transmissible par hérédité et susceptible d'être guérie par le bromure de potassium (3). Diffenbach rapporte la guérison par l'extirpation d'un morceau de verre situé dans le voisinage immédiat d'un nerf. Pouteau guérit l'affection en détruisant une cicatrice douloureuse, Carron par l'excision d'une tumeur du pouce; Bryant par une incision d'un endroit douloureux du cuir

1. In. Hallopeau, Thèse, 1871.
2. *Arch. physiol. nom. et path.*, t. II, 1875, p. 884
3. Laborde. Communic. oral.

chevelu. Brown-Séquard beaucoup de cas où, au commencement des crises, il y avait une crampe locale résultant d'une irrigation secondaire du centre nerveux, c'est-à-dire produite par une action réflexe due à l'excitation des nerfs sensitifs situés près des muscles atteints de crampes.

La chorée dont la raison pathologique est encore méconnue, est rattachee selon les uns à la diathèse rhumatismale (1) à une origine infectieuse ; et pour d'autres observateurs elle est de nature purement nerveuse. Dans quelques cas cette maladie a la relation la plus intime avec une irritation périphérique. Packard (2) rapporte une observation à la suite d'une lésion des filets terminaux du nerf médian au niveau du pouce dont la guérison fut obtenue par l'excision de la cicatrice.

Weir Mitchell (3) écrivant sur les rapports de la chorée avec les plaies des nerfs, et spécialement sur son association avec les changements qu'on a observés dans les extrémités des nerfs refroidis, dit : Les muscles et les nerfs refroidis sont dans les mêmes conditions que ceux d'une personne strychnisée, prêts a répondre d'une façon intense et désordonnée à une excitation quelconque. Ce même auteur rapporte aussi que l'apparition de la chorée s'était montrée chez un homme qui avait reçu une balle au niveau des malléoles.

Si donc l'épilepsie et la chorée, maladies ayant leur siége dans des centres qui sont plus élevés que ceux qui

1. D'Epine et Picot. *Mal. de l'enfance,* page, 427.
2. *Américan journ. of médical science,* avril 1870.
3. *Weir Mitchell,* p. 163.

sont atteints dans le tétanos (1), peuvent être le résultat d'une irritation périphérique, il semble que l'on puisse admettre sans explication suffisante ou démontrée une semblable origine pour le tétanos. Si nous recherchons encore dans le domaine de la pathologie nous trouvons de nouveaux exemples de maladies à double origine.

Le diabète a deux origines : une origine dyscrasique et une origine nerveuse (2), d'où la division en diabète symptomatique et essentiel de M. Lecorché (3).

Depuis l'expérience de Claude Bernard du diabète expérimental par piqûre du plancher du quatrième ventricule, de nombreuses expériences ont été répétées avec succès par beaucoup d'expérimentateurs. M. Laborde a rendu diabétiques, en opérant de la même façon, des lapins et des cobayes. Le sucre se montrait dans les urines après chaque excitation mécanique, et l'expérience pouvait se renouveler souvent. Ce diabète est passager il est vrai, et cesse avec la cause productrice; mais n'avons-nous pas encore ici la question de degré dans l'intensité et la durée d'action de l'agent irritant. Dans des cas enfin on a trouvé le diabète associé à des perturbations du système nerveux, émotions (4), excès, etc., causes d'irritation périphérique comme pour le tétanos.

La pelade, qui pour un grand nombre d'auteurs, a deux origines. Une pelade d'origine parasitaire et une

1. M. Dougall. *Lancet (cit)*.
2. Jaccoud. *Dict. de méd. et de chir.*, art. *Diabète*.
3. Id.
4. Dieulafoy. *Man. path. ext.*, vol. II, p. 702.

autre d'origine nerveuse, que M. Leloir appelle peladoïde trophoneurotique (1).

Le zona (2), considéré généralement comme étant de nature nerveuse et se produisant par altération préalable des centres nerveux, a été regardé par Kaposi et quelques autres auteurs comme ayant une origine infectieuse. Pour appuyer leur théorie, ces derniers rappellent que le zona se montre par épidémies, que ces épidémies surviennent à des époques fixes de l'année, que généralement on est atteint qu'une fois, et que, comme plusieurs maladies infectieuses, il présente des variations temporaires dans son intensité.

La tétanie, enfin, dont l'analogie avec le tétanos est si frappante, nous paraît avoir comme lui une double origine.

1. Brocq, *Gaz. hebd.*, 1887, p 309.
2. *Bull. médic.*, 1889, n. 74.

CHAPITRE IV

PRÉDISPOSITION.

Pour le tétanos aussi bien que pour les autres maladies, on doit avant tout tenir compte de la prédisposition.

La prédisposition ou état de réceptivité est l'aptitude que présente un sujet à contracter la maladie ; si cette aptitude est faible, il y a immunité relative. Lorsque l'homme est bien portant, l'immunité est la règle. Chez le même individu au même âge, les variations de l'immunité sont extrêmement rapides et nombreuses ; elle peut arriver à un certain degré et constituer l'état réfractaire, mais sous une influence quelconque l'aptitude réapparaît (1).

Les deux théories suivantes sont en présence pour expliquer le mode de développement de la maladie.

Pour qu'un virus trouve un organisme favorable à son développement, et que la maladie se déclare, il faut que le milieu dans lequel il se trouve soit dans un certain degré de disposition à le recevoir, disposition engendrée souvent par une influence extérieure, déprimante ou active. *Dans ce cas les microbes sont la cause unique des modifications au milieu, qui ne se serait pas modifié en leur absence.*

1. D'après *notes recueillies au cours thérap. gén.* de M. Bouchard.

Une seconde hypothèse, moins admise que la première, qui l'est presque sans conteste est, que le milieu, défavorable à la végétation des microbes, s'est modifié à un moment donné, et serait devenu favorable à leur développement. *Ils seraient dans ce cas la conséquence de ces modifications*, ou pour le moins d'une modification initiale de milieu (1).

Tous les auteurs reconnaissent l'influence des conditions extérieures dans lesquelles se sont trouvés les sujets atteints de tétanos, et celle non moins évidente des prédispositions individuelles en ce qui concerne l'espèce humaine. M. Leblanc (2) tout en reconnaissant la nature infectieuse limitée du tétanos, et même son origine tellurique, affirme énergiquement l'influence des prédispositions comme jouant le rôle principal dans la genèse du tétanos. D'après cet auteur, les faits attribués à la contagion, pourraient être expliqués par la seule influence des conditions hygiéniques ou climatériques. Là ou M. Verneuil incrimine un contact direct ou indirect avec le cheval. M. Leblanc ne relève que des écuries ou étables sales et mal closes, en temps froid et humide ; la pluie, le vent ou la neige fondue pouvant avoir une influence néfaste sur des animaux blessés, opérés, ou simplement fatigués. Nous retrouvons ces mêmes idées émises par beaucoup d'observateurs : pour le professeur Robertson (3), le froid et l'exposition subite au froid ont une influence certaine dans la production du tétanos qui se montre sur

1. Herzen, *Soc. Méd.*, p. 7489.
2. *C. R. Sc. Acad. Méd.*, 26 avril 1589.
3. *Manuel pratique de Médecine vétérinaire*, p. 407.

une si grande échelle parmi les moutons nouveau-nés. Après l'orage il est fréquent de trouver un nombre considérable d'agneaux atteints, on a observé la même chose après un abaissement de température et un temps très humide, après la tonte. Une attaque de tétanos est aussi ce qu'on observe le plus communément chez les jeunes animaux qui sont tombés dans des fossés humides et qu'on a retirés épuisés par les efforts qu'ils avaient fait pour en sortir.

On peut diviser les causes prédisposantes du tétanos en :

1° Causes qui tiennent aux circonstances ambiantes ;

2° Causes qui dérivent de la blessure.

3° Et en celles qui dépendent du blessé, et qui constituent les conditions individuelles.

Parmi les causes qui tiennent au milieu, on a noté l'influence due aux pays, aux climats, aux saisons, aux variations de température, à la pluie, aux vents, au sol, à la promptitude des secours, etc.

Il nous semble que dans l'étude de toutes ces influences extérieures, l'action prépondérante du froid humide est celle que l'on retrouve. Nous avons étudié le froid comme cause productrice, comme cause occasionnelle, il nous semble qu'il pourrait agir de deux façons : 1° Sur le système nerveux (surexcitation et dépression), et en permettant ainsi à d'autres causes excitantes d'agir ; ou bien 2° en favorisant l'éclosion du virus tétanique. Les recherches de M. Pasteur et de son école, particulièrement leurs travaux sur le choléra des poules, ont bien mis en lumière l'influence énorme qu'exerce la température sur le développement des germes, sur leur destruction, ou tout au moins sur leur annihilation momentanée.

Quant à ce qui touche la blessure, on a remarqué, que son siége, son genre et son étendue, la nature des tissus lésés, les complications et la marche de la plaie, le genre de pansement adopté, avaient une influence dans la production du tétanos.

Nous croyons pouvoir trouver dans ce qui a trait à cette cause prédisposante, la justification des deux théories.

Théorie microbienne. — D'après ce que nous savons du microbe et de la prédisposition, la blessure peut être la porte d'entrée du microbe ; par les modifications qu'elle peut subir, lui fournir un milieu favorable de développement. La douleur produite par la lésion des nerfs peut agir comme cause déprimante ou active, et en produisant la réceptivité, permettre au microbe de s'introduire dans l'organisme. Le genre de pansement adopté peut agir comme cause irritante locale ou bien s'il est antiseptique s'opposer au développement du microbe.

Theorie nerveuse. — La blessure en mettant à nu les extrémités nerveuses, peut permettre à toutes les causes d'excitation d'exercer leur influence sur elles.

Dans les prédispositions individuelles rentrent :

La race, l'âge, le sexe, la constitution individuelle, l'état moral, les influences morbides, l'irritation intestinale, la dentition, l'alcoolisme, etc.

La race. — On aurait observé que la maladie serait plus fréquente dans la race nègre et que les natifs des pays chauds seraient plus exposés que les blancs. Pour certains auteurs cette prédisposition attribuée à la race serait expliquée par le froid, les refroidissements (1), ou par les mauvaises conditions hygiéniques, et la misère physiologique.

L'âge. — Pour les maladies, en général, le jeune âge e la vieillesse présentent une plus grande disposition. Le jeune âge, parce que les cellules offrent un meilleur milieu de développement, à cause de l'activité dont elles sont douées ; parce que chez le vieillard cette activité est ralentie et l'adulte présente plus de résistance contre les actions microbiennes par la fixité de ses molécules.

Pour le tétanos il est admis que dans les pays chauds les nouveau-nés sont plus fréquemment atteints que les adultes qui sont les victimes ordinaires dans les pays tempérés (2). Les observations ne mentionnent pas les vieillards, parce que l'on a toujours dû classer sous l'étiquette d'adulte le tétanos survenu chez eux, mais il est reconnu qu'ils peuvent être atteints.

Les femmes seraient moins sujettes que les hommes, peut-être à cause des traumatismes auxquels ces derniers sont plus exposés ; le rapport serait de sept hommes pour une femme (3). D'après Poland (4) la gravité serait plus grande chez la femme. Yandell (5), est d'avis contraire. Briot (6) note les fatigues, les privations, la misère phy-

1. Chopard. *in Dict. Dech.*
2. *Dict. Dec.*, art. *tétanos.*
3. *Holmes syn. of surgery*, vol. II, page 309.
4. Id.
5. Brain. *A journal of neurology.* Lond., 1878, p. 340.
6. *Dict. Dech.*, art. *tétan.*

s.ologique, M. Brown-Séquard invoque une prédisposition individuelle inconnue. Parmi les *influences morbides* l'infection paludéenne peut être reconnue comme une cause prédisposante, les individus qui en sont atteints sont anémiés, leur système nerveux affaibli est plus irritable et plus sensible.

Toutes ces influences créent la prédisposition en déprimant l'organisme et en le mettant dans un état favorable à la pullulation du bacille tétanique, ou bien en ébranlant le système nerveux, permettent l'action consécutive d'agents d'ordre rarement mécanique ou physique.

CONCLUSIONS

De l'exposé que nous venons de faire des causes du tétanos nous croyons pouvoir conclure :

1° Que le tétanos peut avoir une double origine.

Une origine microbienne et une origine nerveuse purement réflexe.

Origine microbienne. — Dans bien des cas la maladie est déterminée par un microbe spécial qui agit localement, *per se*, ou par une substance qu'il sécrète à la porte d'entrée, et dont l'action se produit par mécanisme réflexe ; ou bien encore, en se répandant par voie d'absorption et en exerçant son action sur les centres moteurs.

Origine nerveuse purement réflexe. — D'autrefois la production du tétanos est subordonnée à des conditions d'ordre purement mécanique ou physique, et dont l'explication peut être donnée par la physiologie sans le secours d'aucun microbe spécifique.

2° Que l'origine équine nous semble bien discutable.

3° Que la prédisposition joue un rôle important et non banal dans l'étiologie.

TABLE DES MATIÈRES

Introduction. 5
Chapitre I. — Tétanos d'origine microbienne, historique. . . 8
Bacille du Tétanos 9
Siége du virus dans l'organisme. 12
Habitat du bacille 15
Origine tellurique. 15
Origine équine. 18
Chapitre II. — Tétanos d'origine nerveuse, historique 25
Enoncé 28
Cas de tétanos sans solution de continuité. 36
Chapitre III. — Tétanos expérimental. 47
Analogie avec certaines maladies. 50
Chapitre IV. — Prédispositions. 55
Causes prédisposantes 57
Conclusions 61

Imprimerie de l'Ouest, A. Nézan, Mayenne.

www.ingramcontent.com/pod-product-compliance
Ingram Content Group UK Ltd.
Pitfield, Milton Keynes, MK11 3LW, UK
UKHW021145220726
13924UKWH00003B/1027

9 782019 667115